Sandrine Houdré-Grégoire

MES PETITS *Shots* SANTÉ

AU FIL DES SAISONS

LAROUSSE

SOMMAIRE

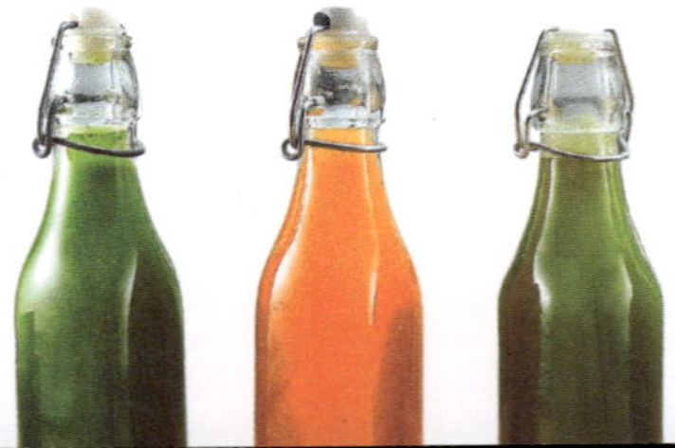

AUTOMNE

HIVER

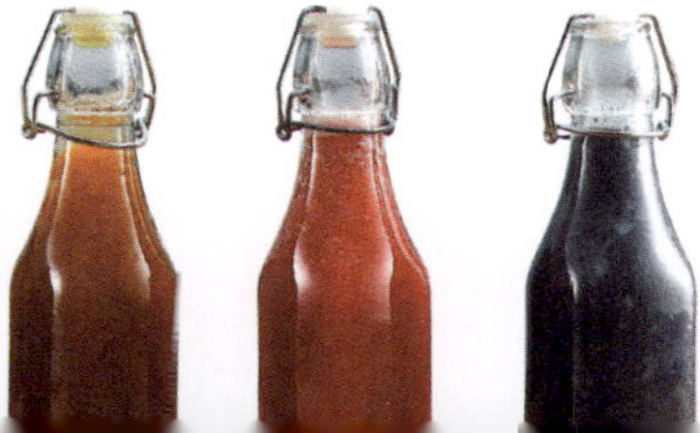

LE MATÉRIEL

Ce livret propose 20 recettes santé, pour toute l'année, de jus de fruits et de légumes. La majorité de ces recettes peut se faire avec un mixeur, mais vous pouvez utiliser un extracteur si vous en avez un.

Vous trouverez également dans ce coffret :

- **4 petites bouteilles de 15 cl** en verre, la contenance idéale pour un concentré de bienfaits ;

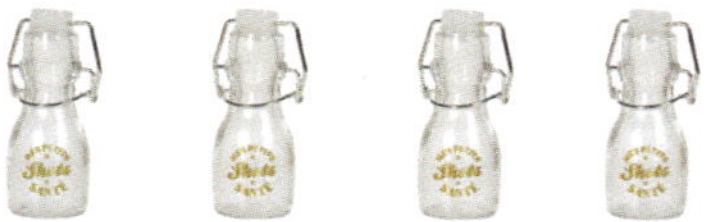

- **1 entonnoir en inox** pour filtrer le jus après l'avoir passé au mixeur ;

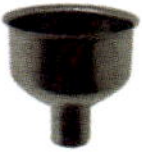

• **1 râpe** pour éplucher certains ingrédients, tels que le gingembre, ou parsemer vos jus de zestes d'agrumes ou d'épices ;

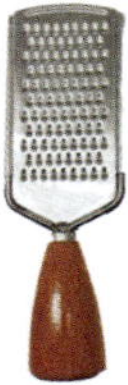

• **des petites étiquettes** et une ficelle à attacher à vos bouteilles pour nommer et différencier vos recettes.

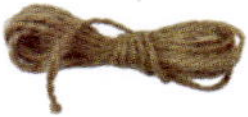

QUELQUES CONSEILS

La réalisation des recettes est facile, mais pour bénéficier au mieux des vertus des shots santé, voici quelques recommandations.

- **Achetez des fruits et légumes issus de l'agriculture biologique,** lavez-les soigneusement, et conservez au maximum leur peau car c'est souvent là que se trouvent les vitamines et autres nutriments.
- **Conservez toujours les bouteilles au frais,** soit au réfrigérateur, soit dans une glacière avec pack froid en cas de déplacement.
- **Vous pouvez préparer votre shot à l'avance,** mais veillez à le consommer le lendemain au plus tard. La limite de conservation étant au maximum 24 h après la presse.
- **Buvez doucement** afin d'éviter d'éventuels ballonnements.

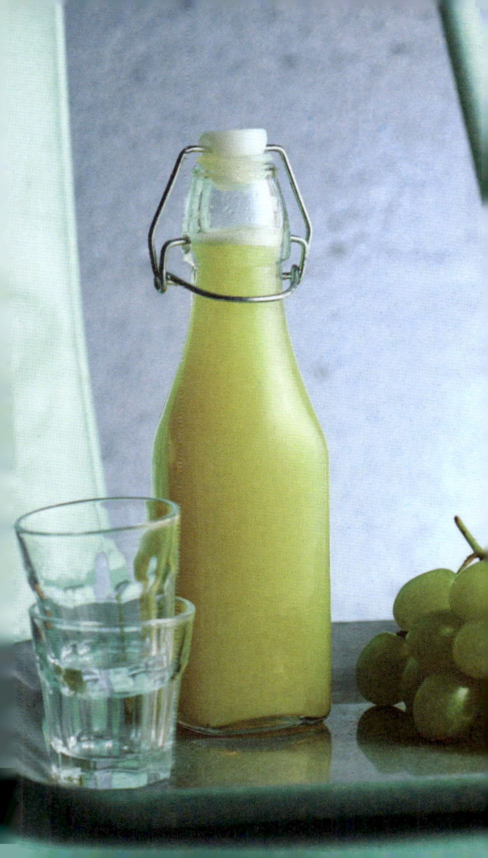

Shot SANTÉ 1

POUR 15 CL

- *75 g de céleri (1/2 branche)*
- *100 g de fenouil (1/4)*
- *100 g de courgette (1/2)*
- *100 g de pomme (1)*
- *100 g de poire (1/2)*

1. Nettoyez les ingrédients et coupez-les en morceaux.

2. Déposez tous les ingrédients dans un mixeur avec 5 cl d'eau, mixez. Filtrez si nécessaire.

> Si vous utilisez un extracteur, placez les ingrédients en alternant les aliments fibreux et en fermant bien le bouchon du bec verseur afin que le mélange se fasse dans la machine. N'ajoutez pas d'eau.

3. Versez dans une bouteille, fermez et conservez au frais.

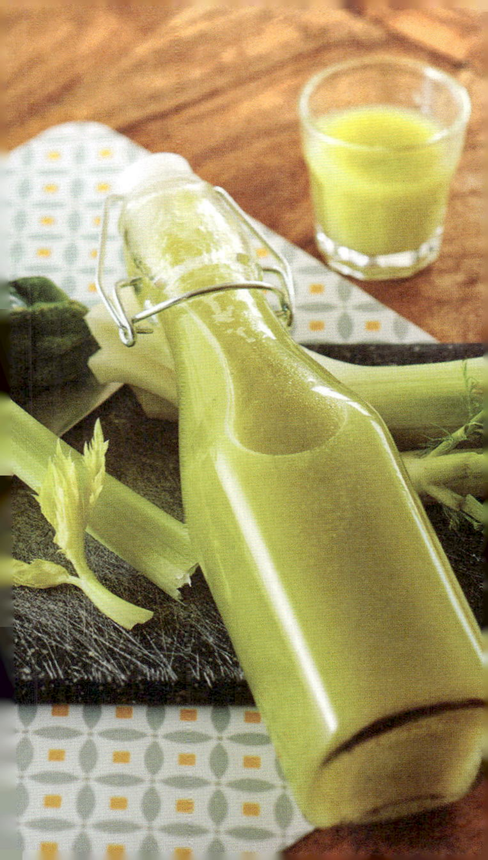

Shot SANTÉ 2

POUR 15 CL

- *1 brin de romarin*
- *5 g de racine de gingembre*
- *5 g de racine de curcuma*
- *200 g de carotte (1)*

1. Faites infuser le romarin 4 ou 5 min dans 50 cl d'eau à 80 °C.
Retirez le romarin et laissez refroidir.

2. Épluchez le gingembre et le curcuma, coupez la carotte en deux, puis passez le tout à l'extracteur en ajoutant en dernier les 5 cl de l'infusion de romarin.

3. Versez dans une bouteille, fermez et conservez au frais.

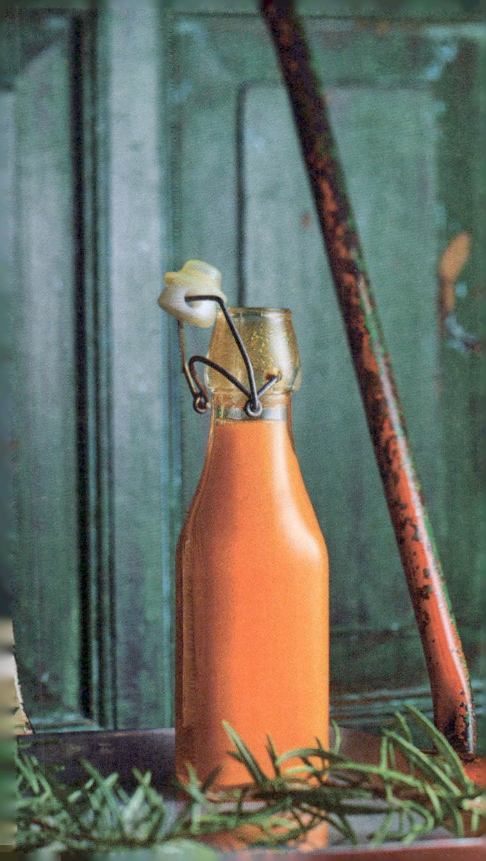

Shot SANTÉ 3

POUR 15 CL

- *2 g de spiruline*
- *100 g de pomme de terre (1)*
- *100 g de courgette (1/2)*
- *50 g de chou frisé (2 feuilles)*
- *50 g de laitue (1/4)*

1. Faites infuser la spiruline dans 50 cl d'eau à température ambiante. Remuez bien et laissez refroidir.
2. Lavez la pomme de terre et la courgette. Coupez-les en morceaux. Lavez le chou frisé et la laitue, taillez-les dans la longueur.
3. Placez les ingrédients dans l'extracteur en alternant les aliments fibreux et en fermant bien le bouchon du bec verseur afin que le mélange se fasse dans la machine. Terminez par 5 cl d'infusion de spiruline.
4. Versez dans une bouteille, fermez et conservez au frais.

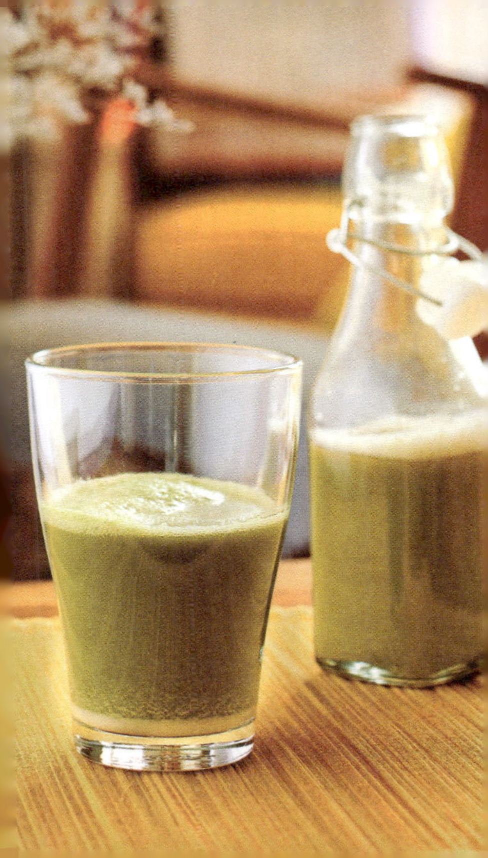

Shot SANTÉ 4

POUR 15 CL

- *150 g de betterave (1/2)*
- *100 g de coing (1)*
- *100 g de pomme (1)*
- *20 g de framboises (5)*

1. Lavez la betterave, le coing et la pomme. Coupez-les en morceaux.

2. Lavez les framboises.

3. Déposez tous les ingrédients dans un mixeur avec 5 cl d'eau, mixez. Filtrez si nécessaire.
> Si vous utilisez un extracteur, placez les ingrédients en les alternant et en fermant bien le bouchon du bec verseur afin que le mélange se fasse dans la machine.

4. Versez dans une bouteille, fermez et conservez au frais.

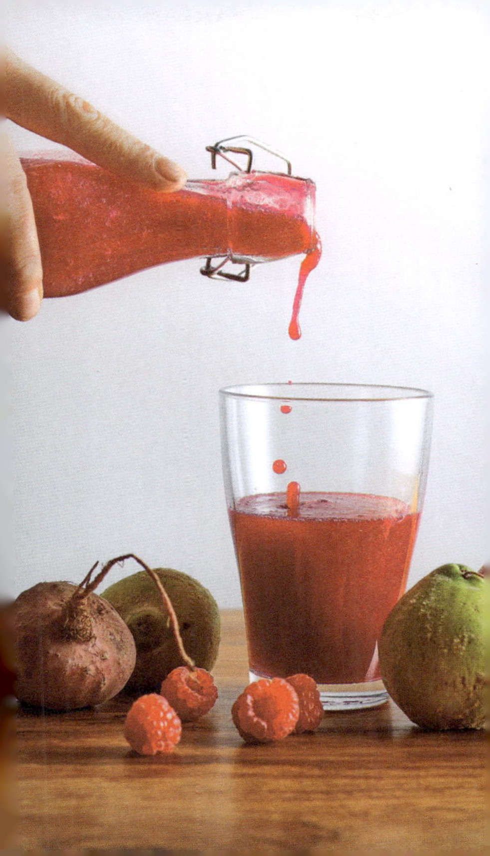

Shot SANTÉ 5

POUR 15 CL

- *40 g de haricots verts*
- *40 g de courgette (1/4)*
- *50 g de concombre (1/2)*
- *120 g de pomme (1)*

1. Nettoyez les haricots verts et réservez-les dans un saladier.
Lavez la courgette, le concombre et la pomme et coupez-les en morceaux.

2. Déposez tous les ingrédients dans un mixeur avec 5 cl d'eau, mixez. Filtrez si nécessaire.
› Si vous utilisez un extracteur, placez les ingrédients en alternant les aliments fibreux et en fermant bien le bouchon du bec verseur afin que le mélange se fasse dans la machine.

3. Versez dans une bouteille, fermez et conservez au frais.

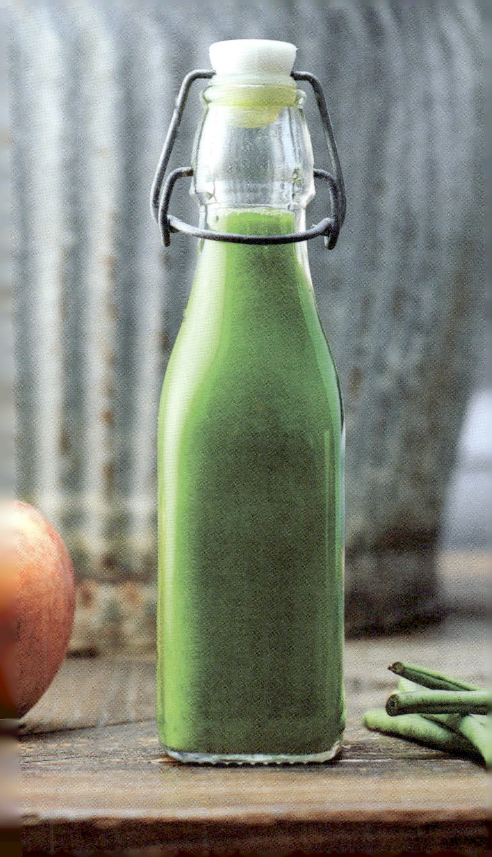

Shot SANTÉ 6

POUR 15 CL

- *100 g de pomme (1)*
- *100 g de fraises (7)*
- *100 g d'orange (1)*
- *150 g d'ananas (1/4)*

1. Nettoyez et coupez la pomme en quartiers, rincez les fraises.
2. Épluchez l'orange et l'ananas, puis coupez-les en morceaux.
3. Déposez tous les ingrédients dans un mixeur avec 5 cl d'eau, mixez. Filtrez si nécessaire.

› Si vous utilisez un extracteur, placez les fruits en les alternant et en fermant bien le bouchon du bec verseur afin que le mélange se fasse dans la machine.

4. Versez dans une bouteille, fermez et conservez au frais.

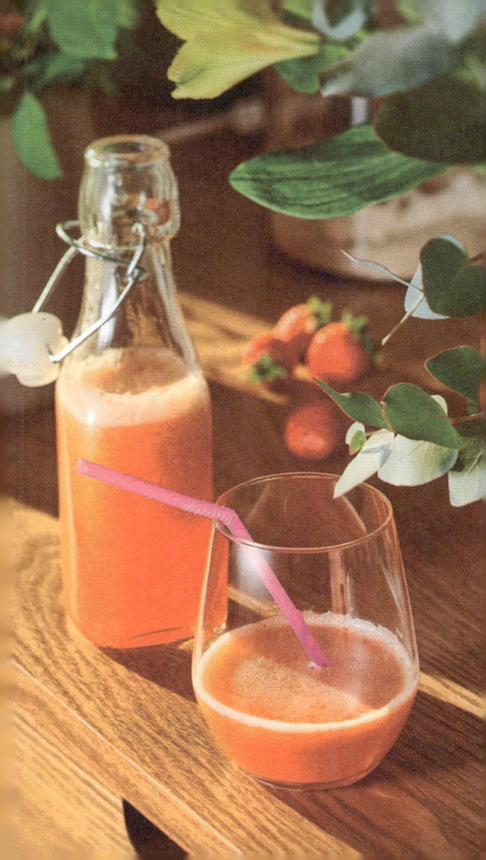

Shot SANTÉ 7

POUR 15 CL

- *20 g de citron (1/4)*
- *5 g de racine de gingembre*
- *75 g de concombre (1/2)*
- *1 brin de menthe*
- *75 ml d'eau de coco*

1. Épluchez le citron et le gingembre. Nettoyez le concombre et la menthe.

2. Déposez tous les ingrédients dans un mixeur avec l'eau de coco, mixez. Filtrez si nécessaire.

› Si vous utilisez un extracteur, mettez tous les ingrédients en terminant par l'eau de coco.

3. Versez dans une bouteille, fermez et conservez au frais.

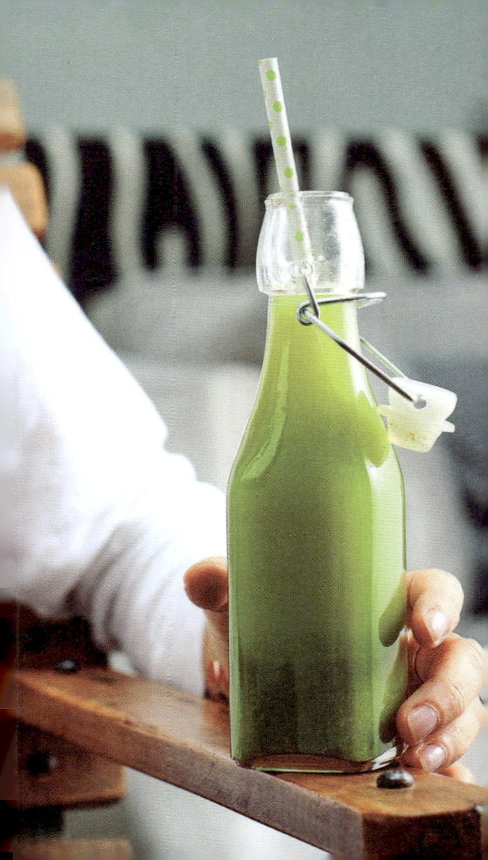

Shot SANTÉ 8

POUR 15 CL

- *250 g de haricots verts (1/2 botte)*
- *5 g d'ail fumé (1/2 gousse)*
- *150 g de carotte des sables (1)*
- *75 g de poivron rouge (1/2)*
- *75 g de poivron jaune (1/2)*
- *150 g de fenouil (1/4)*

1. Épluchez l'ail.

2. Nettoyez tous les ingrédients soigneusement (particulièrement la carotte) et coupez-les en morceaux. Retirez le cœur et les graines des poivrons.

3. Passez les ingrédients à l'extracteur.

4. Versez dans une bouteille, fermez et conservez au frais.

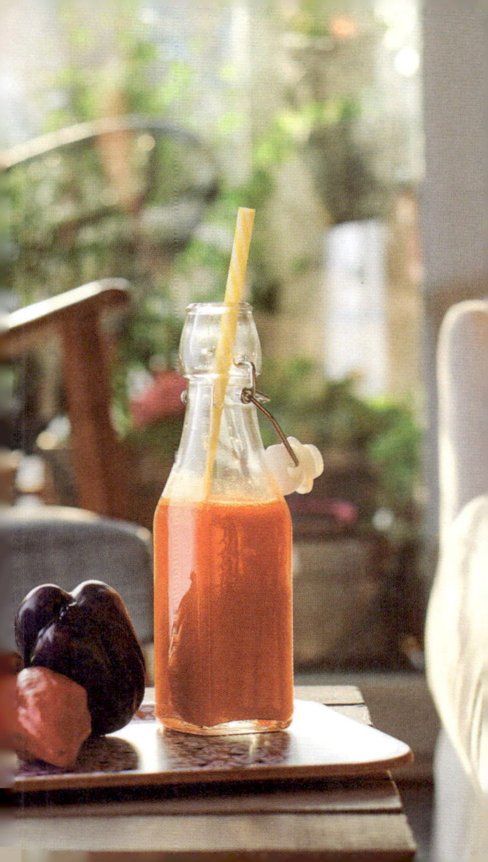

Shot SANTÉ 9

POUR 15 CL

- *40 g de thé vert*
- *100 g de concombre (1/4)*
- *100 g de kiwi (1)*
- *100 g de raisin blanc (1/2 grappe)*

1. Faites infuser le thé 4 ou 5 min **dans 70 cl d'eau** à 80 °C. Retirez le sachet de thé et laissez refroidir.

2. Nettoyez soigneusement les produits (surtout le kiwi) et égrainez le raisin.

3. Déposez tous les ingrédients dans un mixeur en terminant par le thé vert refroidi, mixez. Filtrez si nécessaire avant de verser dans la bouteille.

> Si vous utilisez un extracteur, mettez tous les ingrédients en terminant par l'infusion de thé vert.

4. Versez dans une bouteille, fermez et conservez au frais.

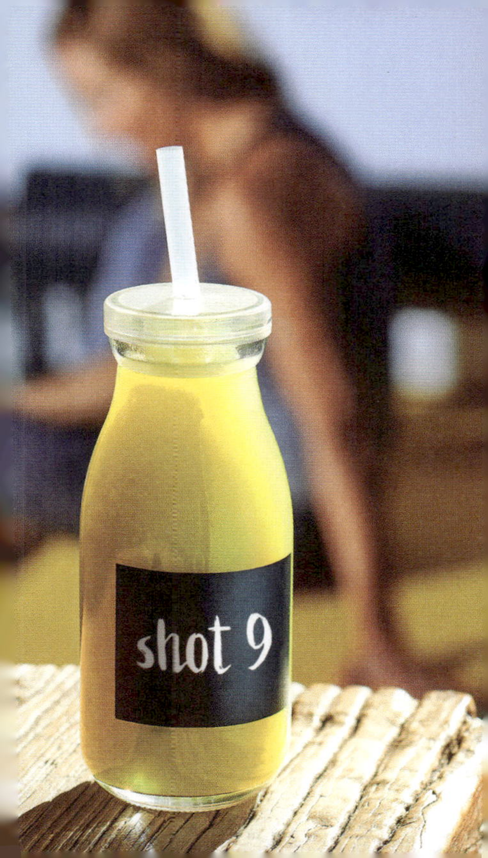
shot 9

Shot SANTÉ 10

POUR 15 CL

- *125 g de pêche blanche (1/2)*
- *70 g de fraises (3)*
- *20 g de framboises (4)*
- *20 g de baies cranberries ou de myrtilles*

1. Nettoyez et découpez la pêche, retirez le noyau.

2. Rincez les fraises, les framboises et les cranberries ou myrtilles.

3. Déposez tous les ingrédients dans un mixeur avec 5 cl d'eau, mixez. Filtrez si nécessaire et versez dans la bouteille.
> Si vous utilisez un extracteur, mettez les ingrédients en fermant le bouchon du bec verseur.

4. Versez dans une bouteille, fermez et conservez au frais.

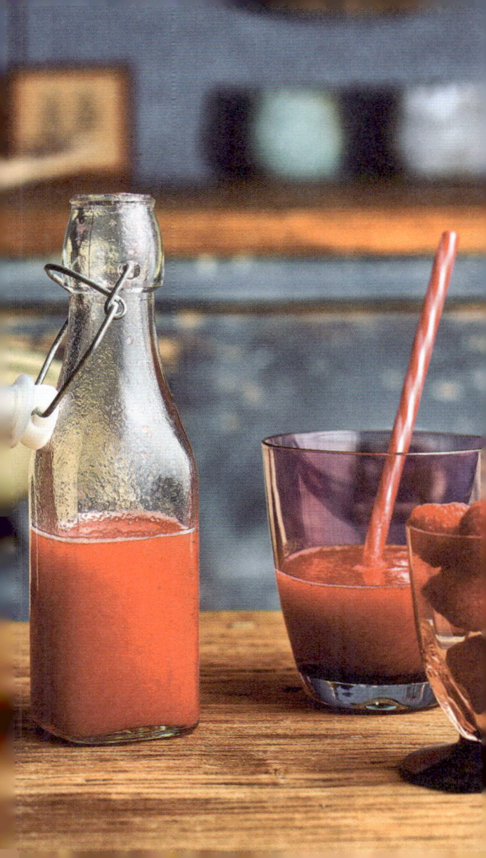

Shot SANTÉ 11

POUR 15 CL

- *1 sachet de mélisse* • *75 g d'avocat (1)*
- *100 g de concombre (1/2)*
- *75 g de fenouil (1/4)*
- *150 g de raisin blanc*

1. Laissez infuser le sachet de mélisse **dans 35 cl** d'eau à 80 °C pendant 3 à 4 min. Retirez le sachet et laissez refroidir.

2. Épluchez l'avocat, lavez le concombre et le fenouil, puis coupez-les en morceaux. Rincez le raisin et égrenez-le.

3. Déposez tous les ingrédients dans un mixeur avec 5 cl d'infusion de mélisse, mixez 15 secondes. Filtrez si nécessaire.
> Si vous utilisez un extracteur, placez les ingrédients en fermant bien le bouchon du bec verseur. Terminez en rinçant la machine avec 10 cl de l'infusion de mélisse.

4. Versez dans une bouteille, fermez et conservez au frais.

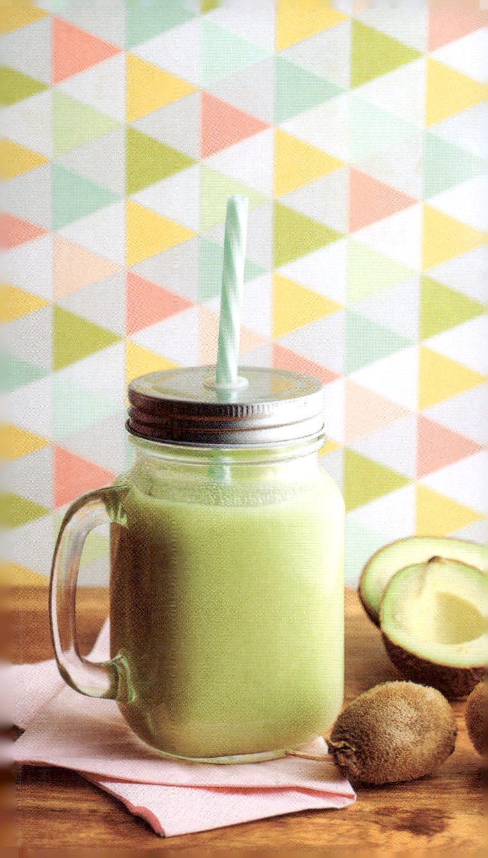

Shot SANTÉ 12

POUR 15 CL

- *75 g de raisin blanc d'Italie*
- *75 g de raisin rouge d'Italie*
- *150 g de pastèque (1/4)*
- *50 g de pomme (1/2)*
- *5 g de racine de curcuma*
- *5 g de racine de gingembre*

1. Lavez les grappes de raisin et égrainez-les. Coupez la pastèque en morceaux, lavez la pomme et coupez-la en quartiers.
2. Épluchez le curcuma et le gingembre.
3. Déposez tous les ingrédients dans un mixeur avec 5 cl d'eau, mixez. Filtrez si nécessaire.

> Si vous utilisez un extracteur, mettez tous les ingrédients en prenant soin de fermer le bouchon du bec verseur afin que le mélange se fasse dans la machine.

4. Versez dans une bouteille, fermez et conservez au frais.

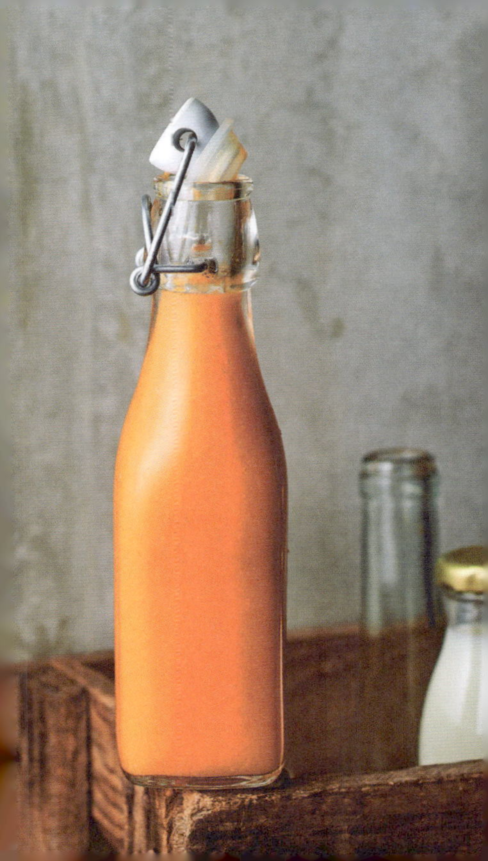

Shot SANTÉ 13

POUR 15 CL

- *70 g d'épinards*
- *60 g de fenouil (1/4)*
- *100 g d'ananas (1/4)*
- *5 cl de jus végétal de soja*

1. Nettoyez les épinards et le fenouil. Épluchez l'ananas, puis coupez-le en morceaux dans la longueur.

2. Déposez tous les ingrédients dans un mixeur avec 5 cl de jus de soja, mixez. Filtrez si nécessaire.

› Si vous utilisez un extracteur, mettez tous les ingrédients en terminant par le jus de soja pour récupérer le reste des matières premières.

3. Versez dans une bouteille, fermez et conservez au frais.

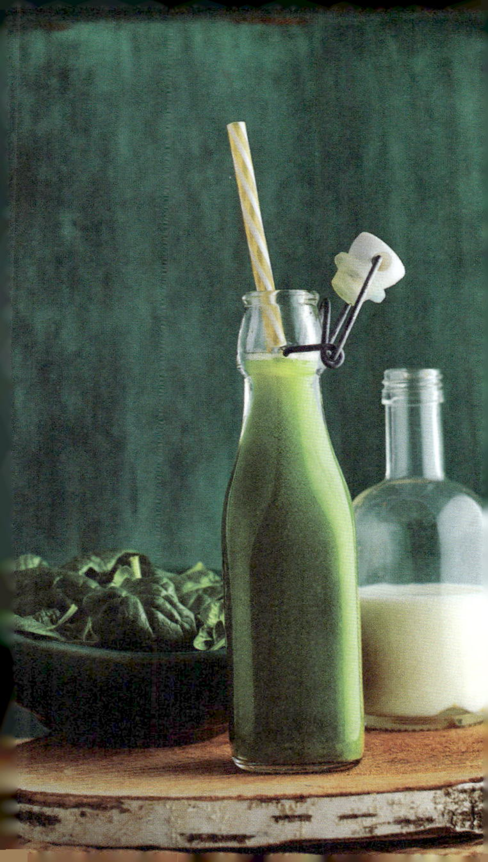

Shot SANTÉ 14

POUR 15 CL

- *2 g de spiruline* • *10 g de baies de goji*
- *100 g d'orange (1)*
- *100 g d'ananas (1/4)* • *20 g de mûres*

1. Faites infuser la spiruline dans 20 cl d'eau à température ambiante. Remuez bien et laissez refroidir.

2. Laissez tremper les baies de goji environ 1 h dans l'infusion refroidie.

3. Épluchez l'orange et l'ananas, puis coupez-les en morceaux. Nettoyez les mûres.

4. Déposez tous les ingrédients dans un mixeur avec 5 cl d'infusion de spiruline, mixez. Filtrez si nécessaire.

> Si vous utilisez un extracteur, mettez tous les ingrédients en fermant le bouchon du bec verseur et en terminant par l'infusion aux baies de goji.

5. Versez dans une bouteille, fermez et conservez au frais.

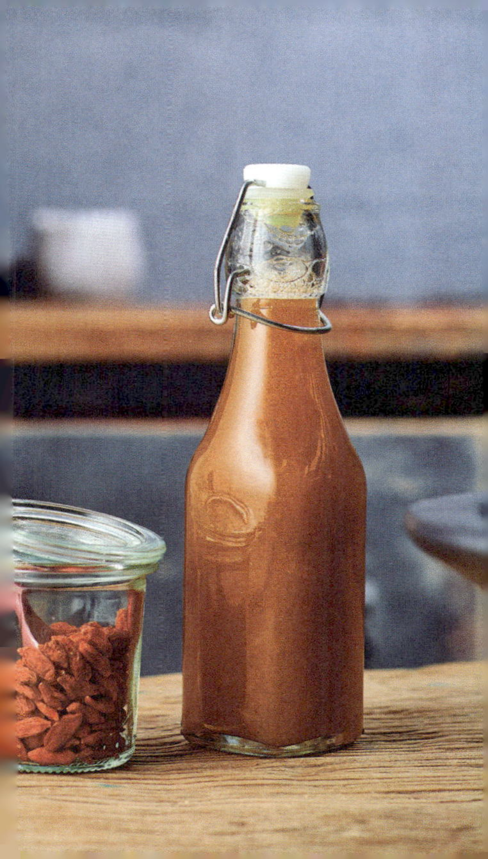

Shot SANTÉ 15

POUR 15 CL

- *1 brin de thym*
- *2 g de spiruline*
- *50 g de roquette (1/2 botte)*
- *100 g de raisin blanc (1/2 grappe)*
- *100 g d'ananas (1/4)*

1. Faites infuser le thym 4 ou 5 min dans 25 cl d'eau bouillante.
2. Retirez le thym, ajoutez la spiruline et laissez refroidir.
3. Rincez la roquette et le raisin. Égrainez le raisin. Épluchez l'ananas et coupez-le.
4. Déposez tous les ingrédients dans un mixeur avec 5 cl d'infusion de thym et de spiruline, mixez. Filtrez si nécessaire.
   > Si vous utilisez un extracteur, mettez tous les ingrédients en terminant par 15 cl d'infusion. Remuez.
5. Versez dans une bouteille, fermez et conservez au frais.

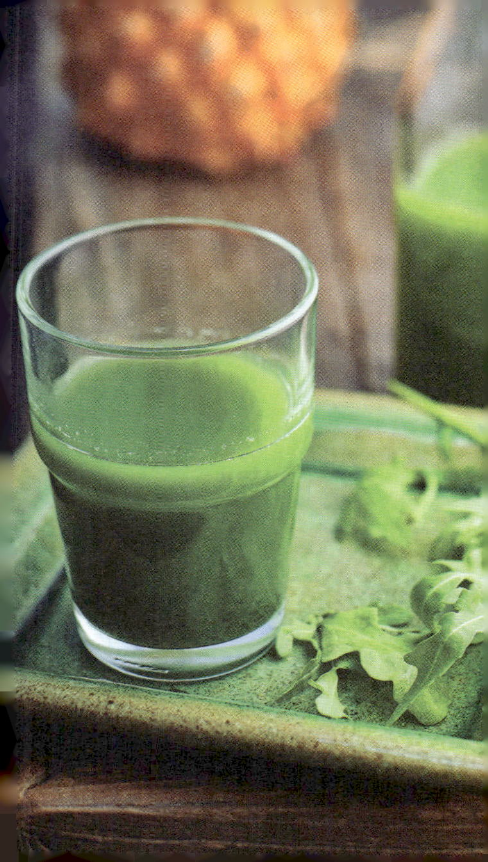

Shot SANTÉ 16

POUR 15 CL

- *60 g de grenade (1/2)*
- *10 g de chou kale vert (2 feuilles)*
- *150 g de tomates (1)*
- *1 c. à café de graines de lin en poudre*

1. Égrainez la grenade en veillant à retirer la peau blanche à l'intérieur qui donne de l'amertume.
2. Nettoyez le chou et la tomate, puis coupez-les.
3. Passez les ingrédients à l'extracteur sauf les graines de lin.
4. Veillez à garder le bouchon du bec verseur fermé afin que les ingrédients se mélangent bien.
5. Versez dans une bouteille et ajoutez les graines de lin en poudre.
6. Fermez, remuez énergiquement et conservez au frais.

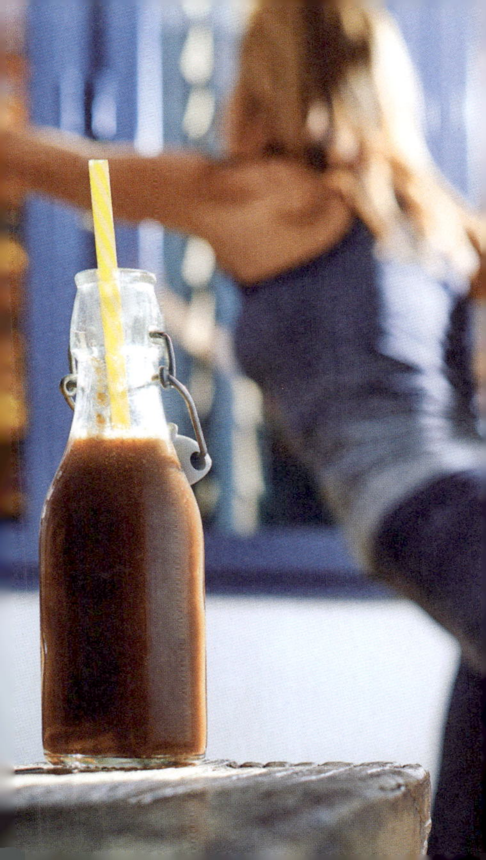

Shot SANTÉ 17

POUR 15 CL

- *1 brin de thym*
- *100 g de pommes (1)*
- *100 g de poire (1)*
- *25 g de citron (1/2)*
- *5 g de racine de gingembre*

1. Laissez infuser le thym dans 20 cl d'eau bouillante 4 à 5 min, puis retirez le thym et laissez refroidir.

2. Lavez la pomme et la poire et coupez-les en quartiers. Épluchez le citron et le gingembre.

3. Déposez tous les ingrédients dans un mixeur avec 5 cl d'infusion de thym refroidie, mixez. Filtrez si nécessaire.
> Si vous utilisez un extracteur, mettez les ingrédients un à un. Terminez en rinçant l'extracteur avec 5 cl d'infusion de thym.

4. Versez dans une bouteille, fermez et conservez au frais.

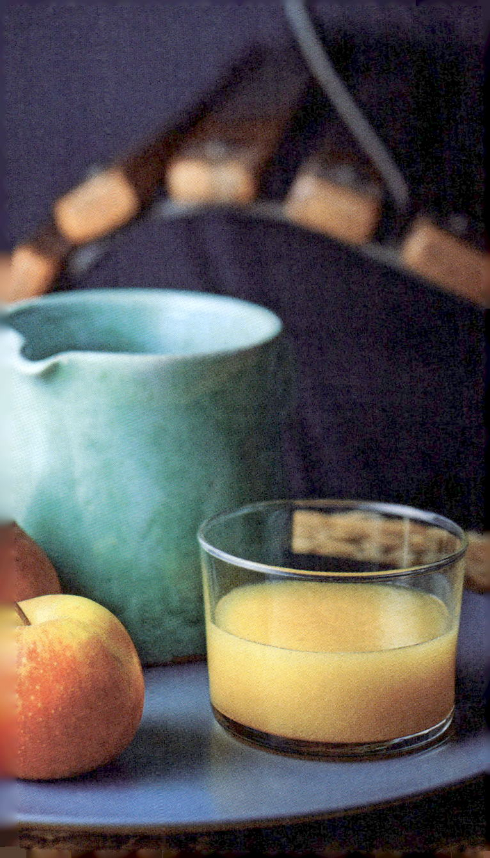

Shot SANTÉ 18

POUR 15 CL

- *400 g de carottes (4)*
- *60 g de citron jaune (1)*
- *125 g de pomme (1)*
- *5 g de racine de gingembre*
- *5 g de racine de curcuma*

1. Lavez les carottes et coupez-les en morceaux. Épluchez le citron.
2. Lavez la pomme, puis coupez-la en quartiers.
3. Épluchez la racine de gingembre et de curcuma, puis découpez-les en lamelles.
4. Passez les ingrédients à l'extracteur en prenant soin de fermer le bouchon du bec verseur afin que le mélange se fasse dans la machine.
5. Versez dans une bouteille, fermez et conservez au frais.

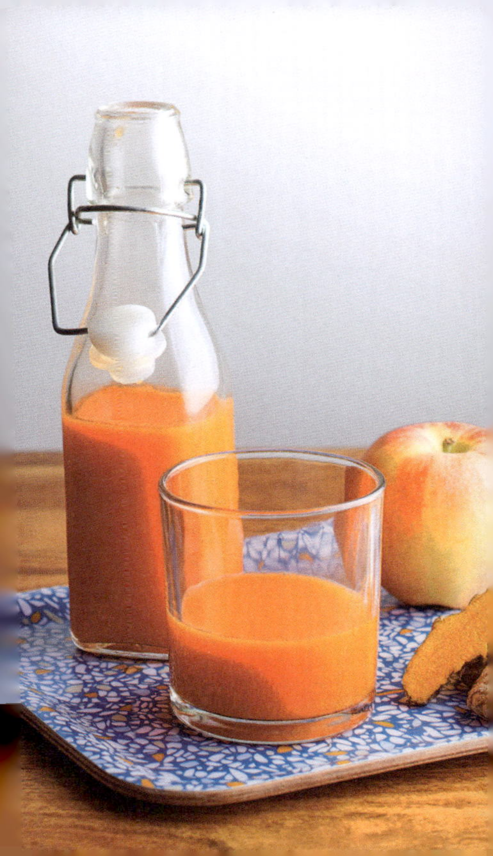

Shot SANTÉ 19

POUR 15 CL

- *250 g d'amandes émondées*
- *1,5 litre d'eau minérale*
- *30 g de dattes (4)*
- *10 ml de sirop d'agave*

1. Laissez tremper les amandes dans 1,5 litre d'eau 24 h à l'avance.
2. Filtrez et passez les amandes à l'extracteur avec les dattes et le sirop d'agave.
3. Rincez l'extracteur avec de l'eau minérale.
4. Goûtez et ajustez la quantité d'eau pour obtenir la texture et le goût souhaités.
5. Versez dans une bouteille, fermez et conservez au frais.

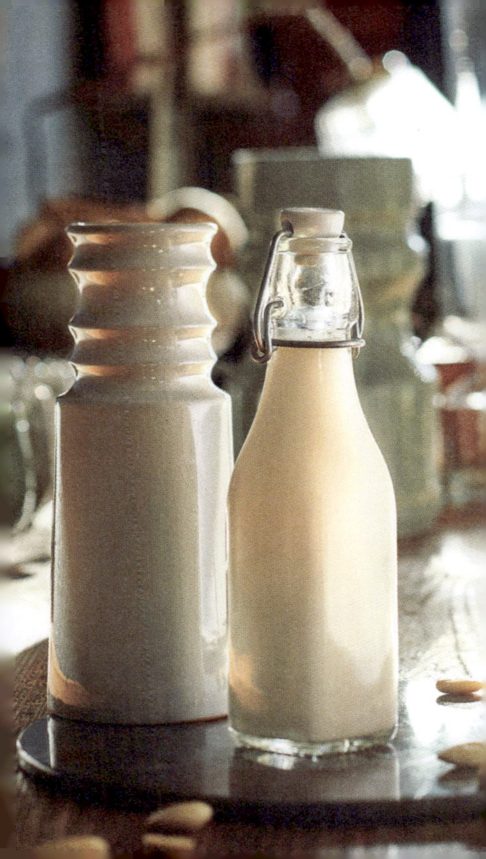

Shot SANTÉ 20

POUR 15 CL

- *250 g d'amandes émondées*
- *1,5 litre d'eau minérale*
- *1 c. à café de charbon actif*

1. Laissez tremper les amandes 24 h dans l'eau.
2. Filtrez et passez les amandes à l'extracteur avec le charbon actif.
3. Rincez l'extracteur à l'aide d'eau minérale.
4. Goûtez et ajustez la quantité en fonction de votre goût.
5. Versez dans une bouteille, fermez hermétiquement et mettez au frais.

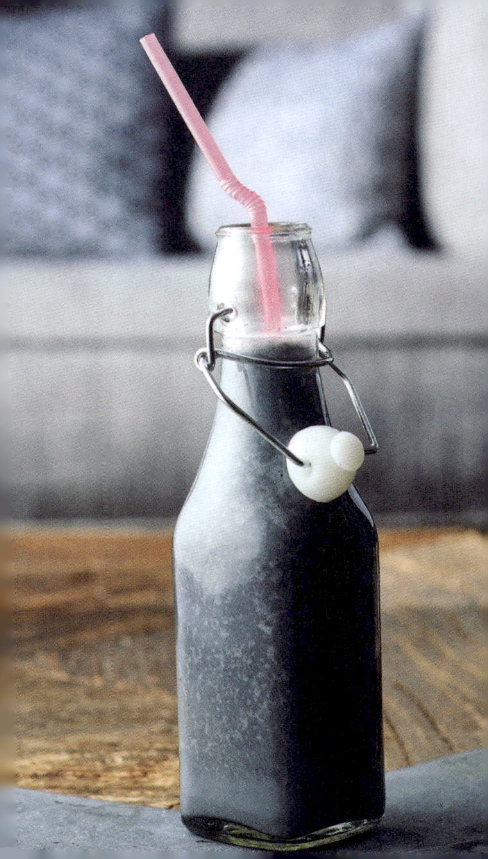

Direction de la publication
Isabelle Jeuge-Maynart et Ghislaine Stora

Direction éditoriale
Émilie Franc et Julie Martin

Édition
Nathalie Cornellana et Laure Sérullaz

Direction artistique
Géraldine Lamy

Adaptation graphique et mise en page
Sophie Compagne

Couverture et coffret
Claire Simonet

Fabrication
Donia Faiz

EAN : 978-2-03-607573-3

Imprimé en RPC
Dépôt légal : octobre 2024
337347/01- 11056340 - juin 2024

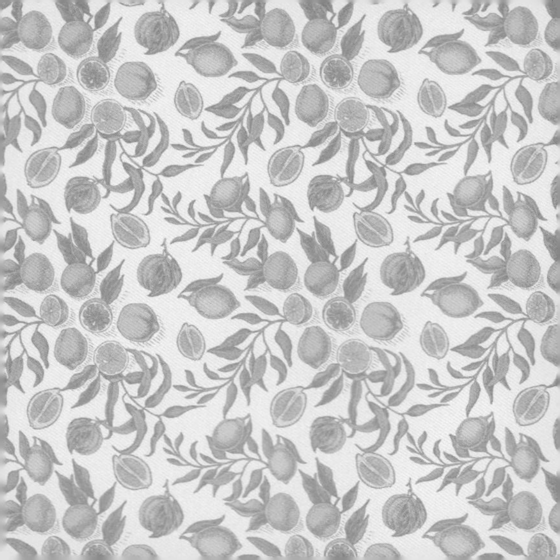

Mes petits
SIROPS MAISON

Mes petits
SIROPS MAISON

LAROUSSE

SOMMAIRE

SIROP
façon mojito

PRÉPARATION : 10 MIN | CUISSON : 5 MIN | REPOS : 1 H

POUR 40 CL DE SIROP

200 G DE SUCRE EN POUDRE • LE ZESTE DE 1 CITRON JAUNE
LE ZESTE DE 2 CITRONS VERTS + 20 ML DE JUS
15 FEUILLES DE MENTHE

1 Dans une casserole, mélangez 20 cl d'eau et le sucre. Portez à ébullition à feu moyen, en remuant pour dissoudre le sucre. Laissez mijoter environ 5 min. Ajoutez les zestes des citrons verts et jaune, ainsi que la menthe. Retirez la casserole du feu et laissez infuser 1 h.

2 Retirez les zestes et la menthe en utilisant une passoire fine. Ajoutez le jus de citron vert frais au sirop refroidi et mélangez bien.

3 Versez le sirop dans des bouteilles en verre hermétiques et conservez jusqu'à 2 semaines au frais.

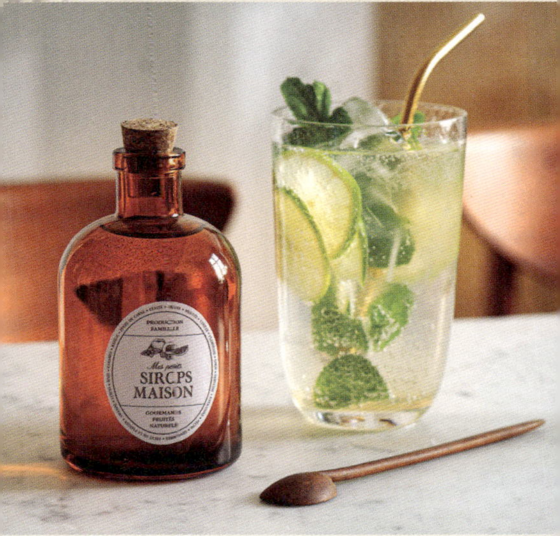
PRODUCTION
MAISON
FRUITÉS

SIROP
de caramel

Préparation : 5 min | Cuisson : 10 min

POUR 40 CL DE SIROP

300 g de sucre en poudre • 1 c à soupe de jus de citron

1 Dans une casserole, placez le sucre avec 7,5 cl d'eau et le jus de citron, puis faites cuire à feu moyen, jusqu'à obtenir un caramel ambré. Versez 15 cl d'eau bouillante en prenant soin de vous protéger des projections. Remettez à feu doux, mélangez, puis laissez complètement refroidir le sirop obtenu.

2 Versez le sirop dans des bouteilles en verre hermétiques et conservez jusqu'à 2 semaines au frais.

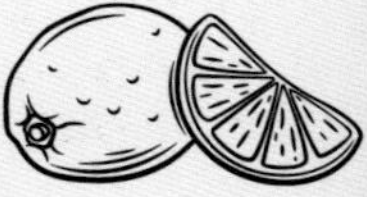

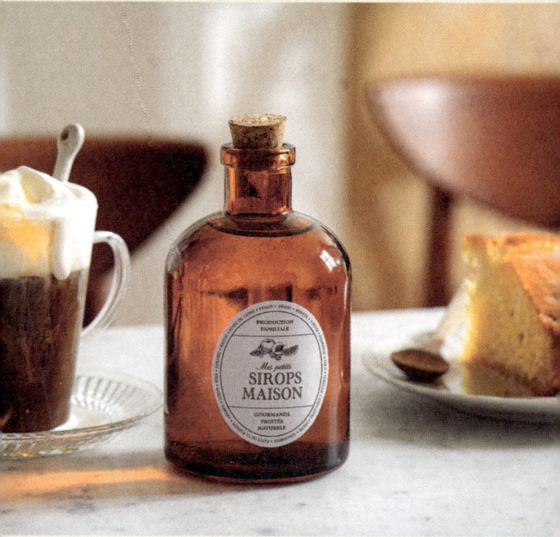
PRODUCTION FAMILIALE
Mes petits
SIROPS MAISON
GOURMANDS
FRUITÉS
NATURELS

SIROP
de fleur de sureau

PRÉPARATION : 20 MIN | CUISSON : 5 MIN | REPOS : 48 H

POUR 1,2 L DE SIROP

25 À 30 GRAPPES DE FLEURS DE SUREAU (CORYMBES)
2 KG DE SUCRE EN POUDRE • 4 CITRONS

1 Portez à ébullition 1,5 l d'eau avec le sucre, puis laissez refroidir. Ajoutez le jus de 2 citrons. Détaillez les 2 autres en fines rondelles.

2 À l'aide de ciseaux, coupez toutes les tiges de sureau pour ne garder que les fleurs.

3 Dans une grande casserole, déposez les fleurs en couches en les alternant avec les rondelles de citron. Versez le sirop de sucre, couvrez et laissez reposer 48 h.

4 Filtrez le sirop à travers une passoire fine. Versez-le dans des bouteilles en verre hermétiques et entreposez à l'abri de la lumière. Du pollen pourra remonter à la surface, cela ne nuit pas à la qualité ni à la durée de la conservation du sirop.

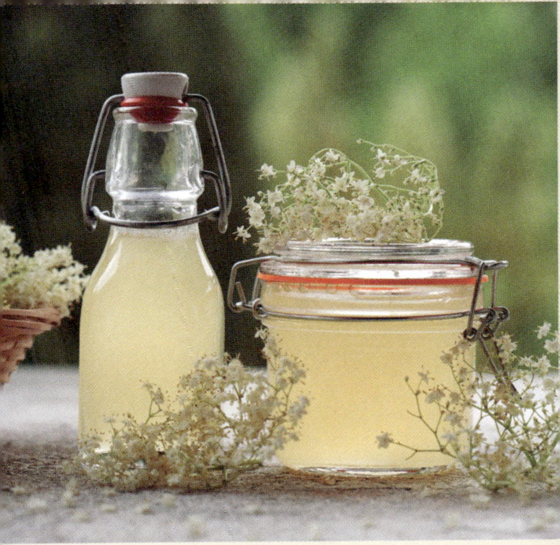

SIROP
de violette

Préparation : 20 min | Cuisson : 10 min | Repos : 30 min

POUR 40 CL DE SIROP

20 g de pétales de violettes frais ou séchés
200 g de sucre en poudre • 5 ml de jus de citron

1 Si vous utilisez des pétales de violettes frais, lavez-les doucement à l'eau froide. Dans une casserole, portez 20 cl d'eau à ébullition, puis ajoutez les pétales de violettes et laissez infuser 30 min hors du feu.

2 Filtrez le liquide infusé à l'aide d'une passoire et pressez légèrement les pétales pour extraire tout le liquide. Versez le liquide dans une casserole propre avec le sucre et remuez jusqu'à ce qu'il soit complètement dissous et que le sirop ait légèrement épaissi.
Hors du feu, ajoutez le jus de citron et laissez refroidir.

3 Versez le sirop dans des bouteilles en verre hermétiques et conservez jusqu'à 2-3 semaines au frais.

SIROP d'orange

Préparation : 40 min | Cuisson : 5 min

POUR 1,5 L DE SIROP

4 kg d'oranges non traitées bien mûres
Sucre en poudre

1 Prélevez finement le zeste de quelques oranges, puis pelez-les toutes. Écrasez la pulpe dans un moulin à légumes, puis passez-la au tamis très fin au-dessus d'un saladier.

2 Pesez le jus recueilli et comptez 800 g de sucre pour 500 g de jus. Versez le jus et le sucre dans une bassine à confiture, mélangez, puis faites cuire 2 à 3 min en écumant régulièrement jusqu'au petit bouillon.

3 Tapissez d'une mousseline une passoire posée sur un grand saladier. Mettez-y les zestes d'orange, puis versez le sirop bouillonnant par-dessus et laissez-le passer à travers la mousseline en s'imprégnant du parfum des zestes. Laissez refroidir.

4 Versez le sirop dans des bouteilles en verre, bouchez-les aussitôt hermétiquement et conservez au frais, à l'abri de la lumière.

SIROP de romarin

Préparation : 20 min | Cuisson : 5 min | Repos : 30 min à 1 h

POUR 1,2 L DE SIROP

3 belles branches de romarin

150 g de sucre en poudre

1 Faites chauffer le romarin dans 1,5 l d'eau avec le sucre. Remuez jusqu'à obtenir un mélange homogène. Laissez infuser 30 min à 1 h.

2 Filtrez à l'aide d'une passoire, puis versez dans des bouteilles en verre hermétiques.

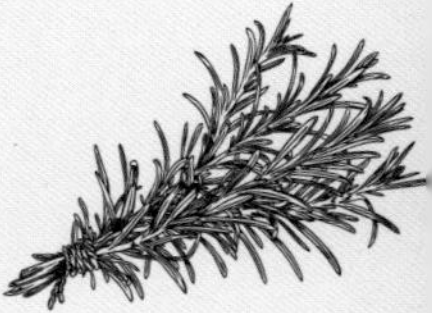

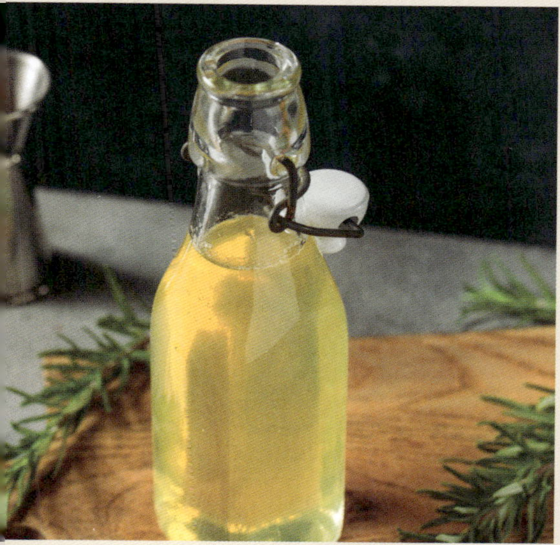

SIROP d'orgeat

Préparation : 20 min | Repos : 48 h | Cuisson : 10 min

POUR 1 L DE SIROP

200 g d'amandes douces • 60 g d'amandes amères
1 citron non traité • 1,5 kg de sucre semoule
2 c. à soupe d'eau de fleur d'oranger

1 Prélevez finement le zeste du citron. Mondez les amandes, rincez-les et épongez-les. Pilez-les dans un mortier en ajoutant le zeste et quelques gouttes d'eau. Versez le tout dans un saladier avec 80 cl d'eau de source et laissez macérer 48 h.

2 Passez le mélange au tamis au-dessus d'une grande casserole. Ajoutez le sucre et l'eau de fleur d'oranger, puis faites chauffer 10 min à feu doux en remuant.

3 Versez le sirop dans une terrine froide et continuez à remuer jusqu'à complet refroidissement. Versez-le ensuite dans des bouteilles en verre hermétiques.

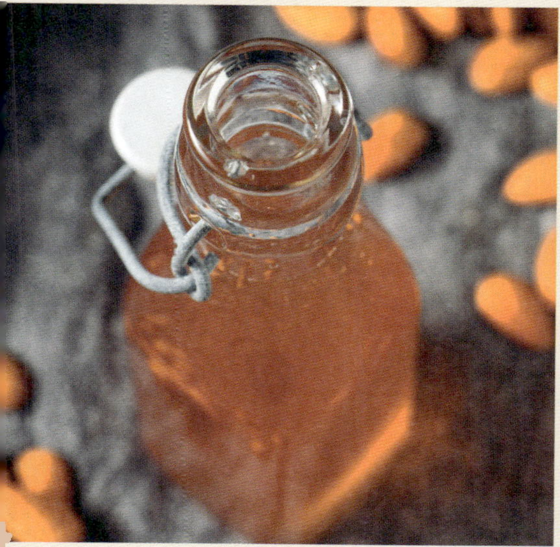

SIROP
de cassis

PRÉPARATION : 20 MIN | REPOS : 3 À 4 H | CUISSON : 10 MIN

POUR 1,5 L DE SIROP

4 KG DE CASSIS • SUCRE EN POUDRE

1 Égrappez les cassis, passez les baies au moulin à légumes pour les écraser. Mettez un linge propre au fond d'une passoire, placez-la sur un saladier, versez les cassis écrasés et laissez le jus s'écouler naturellement pendant 3 ou 4 h. Ne pressez pas : la pulpe, très riche en pectine, ferait prendre le sirop en gelée.

2 Pesez ce jus et comptez 750 g de sucre pour 500 g de jus. Versez le jus et le sucre dans une bassine à confiture, mélangez et faites chauffer en remuant bien jusqu'à ce que le sucre soit complètement dissous.

3 Quand la température du jus atteint 103 °C au thermomètre à sucre, écumez, puis versez le sirop dans des bouteilles en verre. Bouchez-les aussitôt hermétiquement et conservez au frais, à l'abri de la lumière.

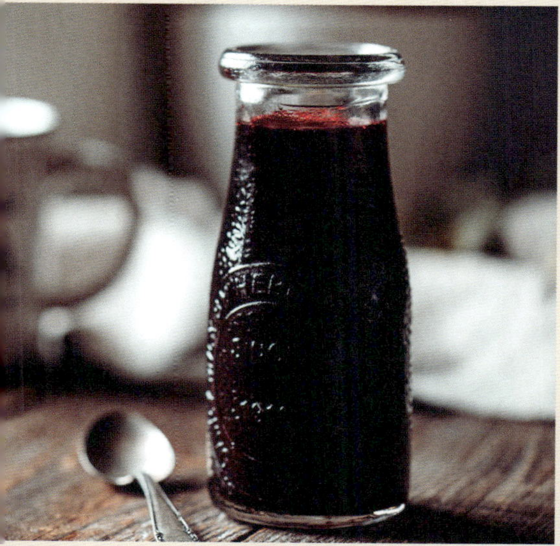

SIROP pumpkin spice

PRÉPARATION : 15 MIN | REPOS : 35 MIN

POUR 40 CL DE SIROP

200 G DE POTIMARRON • 200 G DE SUCRE EN POUDRE
2 C. À CAFÉ D'ÉPICES THAÏES • 1 GOUSSE DE VANILLE

1 Coupez le potimarron en morceaux (sans l'éplucher) et faites-le cuire 20 min à l'eau. Égouttez et mixez pour obtenir une purée homogène.

2 Placez 10 cl d'eau et le sucre dans une casserole et portez à ébullition. Incorporez la purée, mélangez et ajoutez les épices et les graines de vanille. Laissez mijoter 10 min.

3 Filtrez le sirop à l'aide d'une passoire fine. Versez dans des bouteilles en verre hermétiques et conservez jusqu'à 1 mois au frais.

SIROP
de sucre d'orge

Préparation : 20 min | **Cuisson : 10 min**

POUR 1 L DE SIROP

12 sucres d'orge

1 Dans une casserole à feu doux, faites fondre les sucres d'orge dans 1,5 l d'eau que vous verserez au fur et mesure de la réduction.

2 Laissez refroidir, puis versez dans les bouteilles en verre.

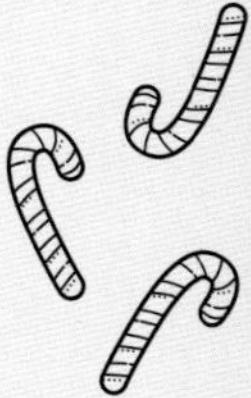

SIROP
de menthe

Préparation : 20 min | Repos : 24 h | Cuisson : 10 min

POUR 1,2 L DE SIROP

200 g de feuilles de menthe • 1 kg de sucre en poudre

1 Faites chauffer la menthe dans 1,5 l d'eau et remuez jusqu'à obtenir un mélange homogène. Laissez infuser 24 h dans un bocal hermétique.

2 Filtrez à l'aide d'une passoire. Versez le mélange dans une casserole avec le sucre et faites chauffer à feu vif. Quand la température du jus atteint 103 °C au thermomètre à sucre, stoppez la cuisson et laissez refroidir.

3 Versez le sirop dans des bouteilles en verre, bouchez-les aussitôt hermétiquement et conservez au frais, à l'abri de la lumière.

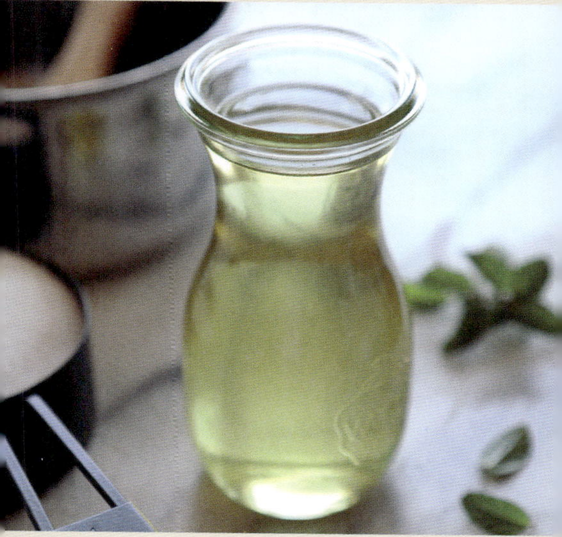

SIROP
yuzu-gingembre

PRÉPARATION : 10 MIN | REPOS : 5 MIN

POUR 35 CL DE SIROP

100 G DE SUCRE • LE ZESTE ET LE JUS DE 2 YUZUS
20 G DE GINGEMBRE FRAIS RÂPÉ

1 Dans une casserole, portez à ébullition à feu moyen 20 cl d'eau, le sucre, les zestes de yuzu râpés et le gingembre, en remuant régulièrement pour dissoudre le sucre. Laissez mijoter environ 5 min. Hors du feu, ajoutez le jus de yuzu et mélangez bien.

2 Laissez le sirop refroidir légèrement, puis passez-le à travers une passoire fine. Versez le sirop dans des bouteilles en verre hermétiques et conservez jusqu'à 2 semaines au frais.

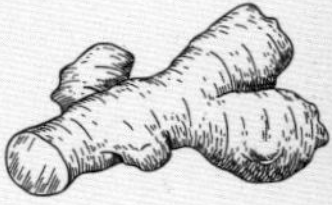

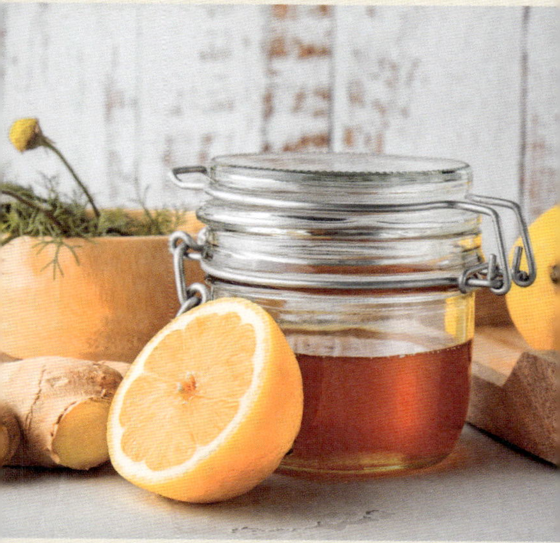

MAI TAI

Préparation : 5 min

POUR 1 VERRE

6 cl de rhum vieux • 2 cl de sirop d'orgeat (p. 18)
2,5 ml de jus de citron vert frais
1 cl de liqueur dry orange

1 Directement dans un shaker rempli de glace, versez les ingrédients et frappez énergiquement.

2 Versez dans un verre tiki ou fantaisie rempli de glaçons cubes.

3 Décorez d'un zeste de citron vert et d'une feuille de menthe, puis servez avec une paille.

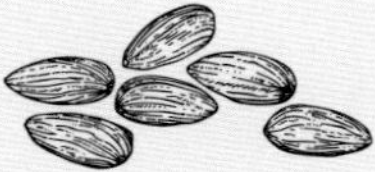

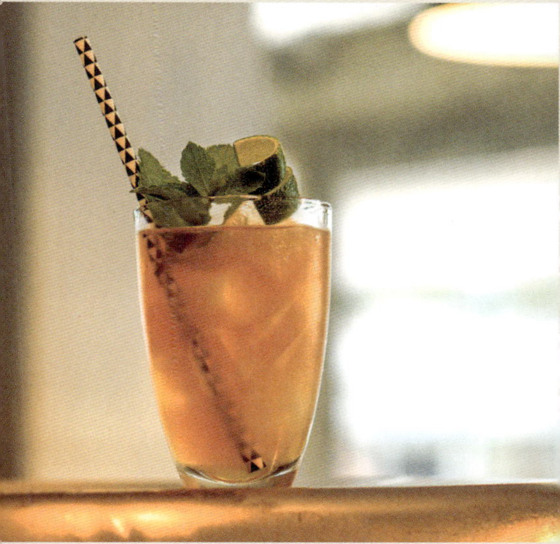

SUMMER IDEA

Préparation : 5 min

POUR 1 VERRE

1/4 de pomelo • 2 cl de sirop de romarin (p. 16)

5 cl de ginger beer • 10 cl de soda

3 rondelles de concombre

1 Coupez le pomelo en morceaux et déposez-les dans un verre. Versez le sirop de romarin et pilez brièvement à l'aide d'un pilon.

2 Ajoutez des glaçons, puis versez le ginger beer et le soda. Remuez et décorez de rondelles de concombre.

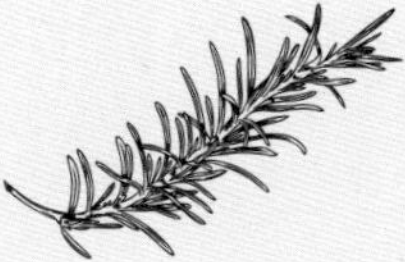

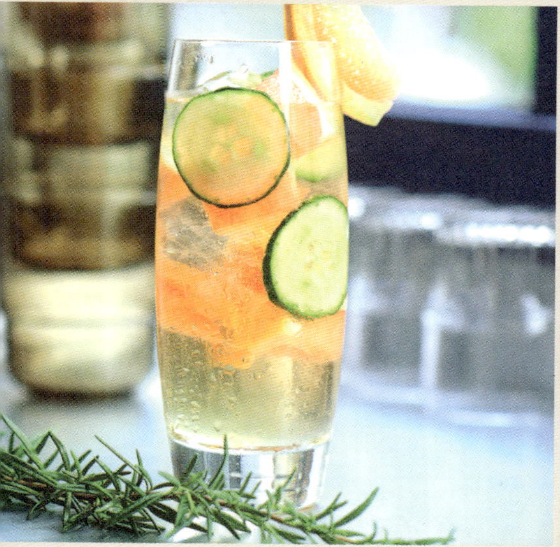

MOJITO aux framboises

PRÉPARATION : 5 MIN

POUR 1 VERRE

6 FRAMBOISES • 10 FEUILLES DE MENTHE
2 CL DE JUS DE CITRON VERT
2 CL DE SIROP FAÇON MOJITO (P. 8)
GLACE PILÉE • 4 CL DE RHUM BLANC • EAU PÉTILLANTE

1 Dans un verre à mojito, déposez les framboises et quelques feuilles de menthe. Ajoutez le jus de citron vert et le sirop. À l'aide d'un pilon, écrasez doucement les framboises et la menthe pour libérer les saveurs.

2 Remplissez le verre de glace pilée, versez le rhum et complétez avec l'eau pétillante selon votre goût.

MOCKTAIL
à la violette

PRÉPARATION : 5 MIN

POUR 1 VERRE

LE JUS DE 1/2 CITRON VERT • 4 FEUILLES DE MENTHE
2 C. À SOUPE DE SIROP DE VIOLETTE (P. 14)
15 CL DE JUS DE POMME • 5 CL D'EAU PÉTILLANTE

1 Dans un verre, pilez le jus de citron avec la menthe. Ajoutez le sirop, le jus de pomme et enfin l'eau pétillante.

2 Servez sans attendre avec quelques glaçons.

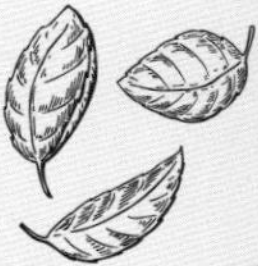

L'AMÉRICAIN

Préparation : 5 min | Cuisson : 5 min

POUR 2 TASSES

2 mugs de boisson végétale à la noisette
2 sachets de sucre vanillé • 4 noix de pécan
2 mini-brownies • 40 cl de chantilly
2 traits de sirop (au chocolat, au caramel…)

1 Faites chauffer la boisson végétale sans la faire bouillir. Baissez le feu, puis ajoutez le sucre, 2 noix de pécan et les brownies emiettés.

2 Mixez jusqu'à obtenir un mélange mousseux, puis versez bien chaud dans les mugs. Complétez avec la chantilly, nappez de sirop et décorez avec les noix de pécan restantes.

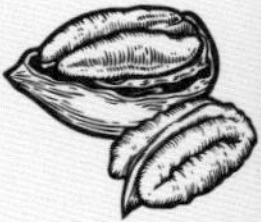

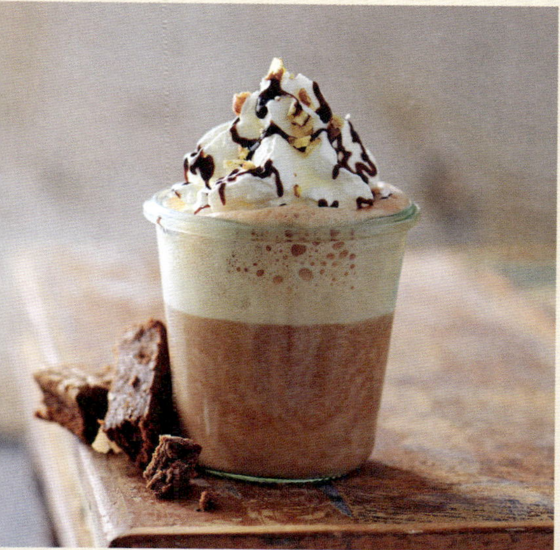

LATTE
au pain d'épice

Préparation : 20 min | Cuisson : 5 min

POUR 1 TASSE

6 cl de café • 20 cl de lait • 1 tranche de pain d'épice
1 c. à soupe de mélange quatre-épices
1 c. à soupe de sucre en poudre • Chantilly

1 Préparez le sirop. Faites chauffer 8 cl d'eau avec le quatre-épices et le sucre dans une casserole jusqu'à obtenir un liquide sirupeux.

2 Versez le café et le lait chauds, puis mixez à l'aide d'un mixeur plongeant pour obtenir un mélange mousseux.

3 Versez dans le mug, déposez un nuage de chantilly, émiettez dessus le pain d'épice et servez.

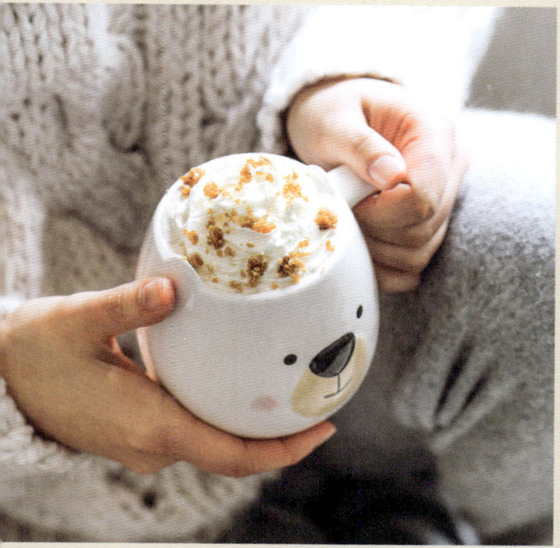

PUMPKIN SPICE
latte

Préparation : 5 min

POUR 1 PERSONNE

6 cl d'expresso • 3 cl de sirop pumpkin spice (p. 22)
15 cl de boisson végétale à l'amande
2 c. à soupe de crème fouettée • 1 pincée de cannelle

1 Versez le café chaud dans une grande tasse et ajoutez le sirop. Faites chauffer la boisson végétale et versez-la sur le café.

2 Terminez par la crème fouettée, saupoudrez de cannelle et arrosez si vous le souhaitez d'un trait de sirop.

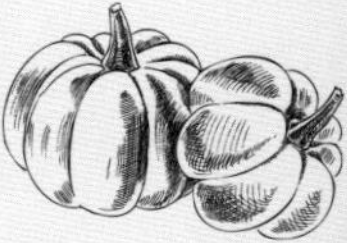

GÂTEAU
au yuzu

Préparation : 15 min | Cuisson : 40 min

POUR 4-6 PERSONNES

4 c. à soupe de sirop yuzu-gingembre (p. 26)

Pour la pâte : 3 œufs • 100 g de crème liquide
Le zeste de 3 citrons • 60 g d'huile d'olive
230 g de sucre • 180 g de farine
1 c à café de gingembre en poudre
1/2 sachet de levure chimique

1 Préchauffez le four à 150 °C. Préparez la pâte : dans un blender, mixez tous les ingrédients pour obtenir une pâte homogène. Beurrez un moule à manqué puis versez-y la préparation et enfournez 40 min.

2 Mélangez le sirop avec 3 c. à soupe d'eau. À la sortie du four, laissez le gâteau refroidir légèrement puis démoulez-le et imbibez-le avec le sirop et laissez refroidir complètement.

FROZEN YOGHURT

PRÉPARATION : 15 MIN | CONGÉLATION : 6 H À 1 NUIT

POUR 6 PERSONNES

500 G DE YAOURT À LA GRECQUE ENTIER
250 G DE MASCARPONE • 8 C. À SOUPE DE MIEL
3 CL DE SIROP DE MENTHE (P. 24)
5 CL DE RHUM BLANC • 5 CITRONS VERTS

1 Fouettez le yaourt, le mascarpone et le miel. Ajoutez le sirop, le rhum, les zestes des 5 citrons et le jus de 1 citron.

2 Versez dans un bac à glace ou un plat à bords un peu hauts et réservez 1 nuit au congélateur (vous pouvez également utiliser une sorbetière, 45 min).

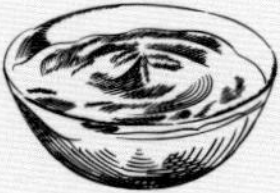

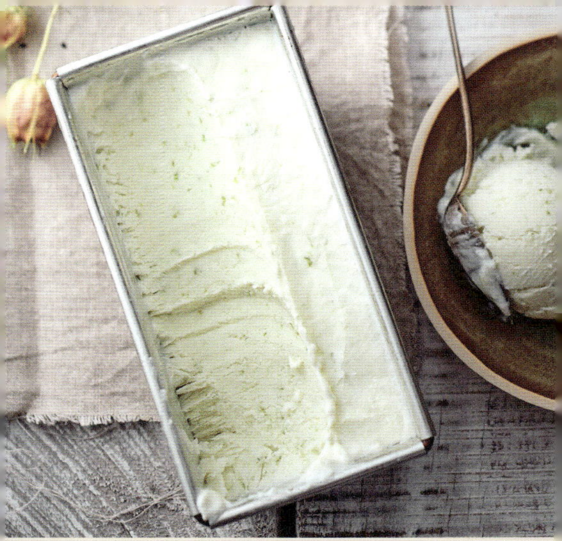

CRÈMES CARAMEL

PRÉPARATION : 20 MIN | REPOS : 6 H 30 | CUISSON : 30 MIN

POUR 6 CRÈMES

SIROP DE CARAMEL (P. 10)

POUR LES CRÈMES : 80 CL DE LAIT ENTIER

100 G DE CRÈME LIQUIDE 30 % MG • 1 GOUSSE DE VANILLE

100 G DE CASSONADE • 6 ŒUFS

1 Préchauffez le four à 180 °C en y plaçant un plat rempli d'eau pour faire un bain-marie. Versez généreusement du sirop de caramel dans 6 ramequins.

2 Préparez les crèmes : dans une casserole, faites chauffer le lait et la crème, puis ajoutez la gousse et les grains de vanille et laissez infuser 30 min hors du feu. Dans un saladier, fouettez la cassonade et les œufs, puis filtrez le liquide infusé à l'aide d'une passoire.

3 Versez la préparation dans les ramequins sur le caramel, puis installez-les les dans le bain marie. Enfournez 30 min (les crèmes doivent être tremblotantes), puis réservez au frais 6 h avant de déguster.

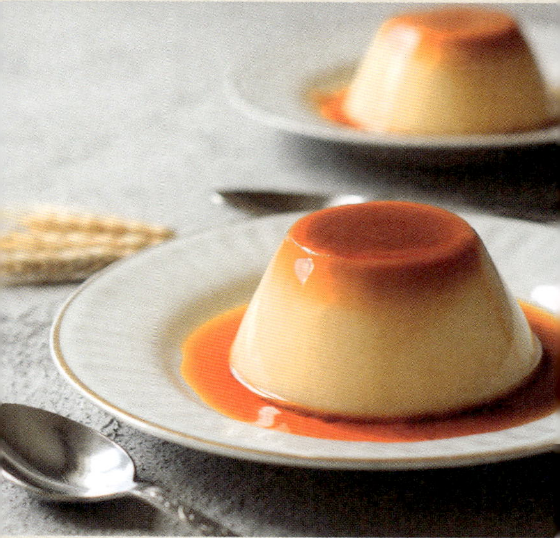

INDEX

Recettes : © Séverine Augé : p. 40 ; Bérengère Abraham : p. 8, 10, 14, 22, 26, 32, 33, 38, 39, 42 ; Sandrine Houdré-Grégoire : p. 16, 23, 28, 30 ; Lucja Janiszewska : p. 12 ; Larousse : p. 15, 18, 20, 24 ; Delphine Lebrun : p. 36 ; Sylvie Rost : p. 34

Photographies : © Emanuela Cino : p. 29 ; Fabrice Besse : p. 9, 11 ; Charly Deslandes p. 31, 41 ; Sophie Dumont : p. 37 ; Amandine Honegger : p. 35 ; Shutterstock : p. 13, 17, 19, 21, 25, 27, 43.

Illustrations : © Shutterstock

Direction éditoriale : Émilie Franc et Julie Martin
Direction artistique : Géraldine Lamy
Couverture et coffret : Claire Simonet
Édition : Flore Beaugendre
Conception graphique du livret et mise en pages : Maeva Lebegue
Fabrication : Donia Faiz

21, rue du Montparnasse, 75006 Paris
ISBN : 978-2-03-607342-5
Imprimé en RPC
Dépôt légal : octobre 2024
337345/01 – 11056338 – avril 2024

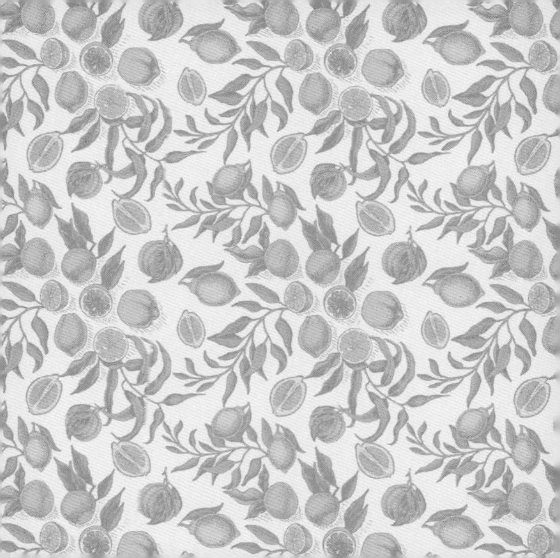

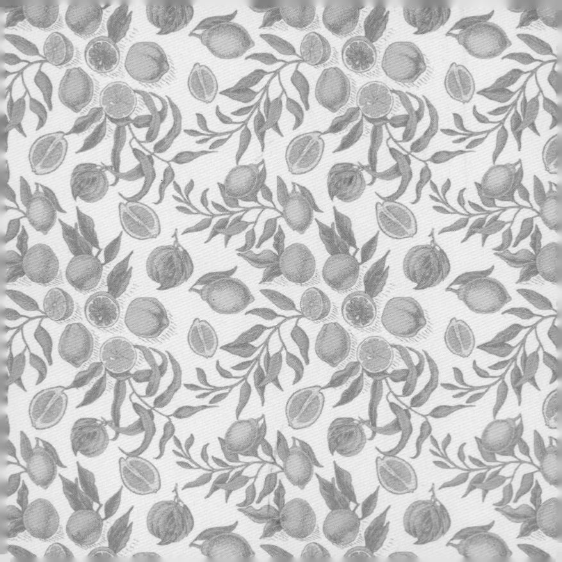